BEI GRIN MACHT SICH IHR WISSEN BEZAHLT

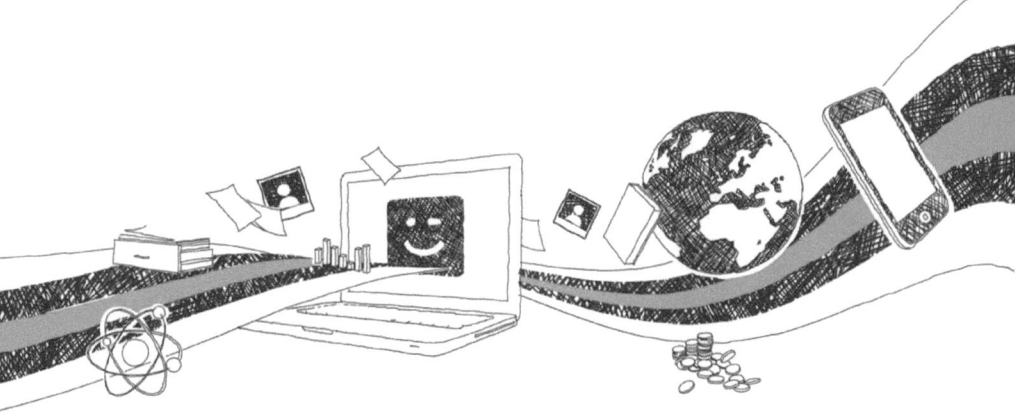

- Wir veröffentlichen Ihre Hausarbeit, Bachelor- und Masterarbeit

- Ihr eigenes eBook und Buch - weltweit in allen wichtigen Shops

- Verdienen Sie an jedem Verkauf

Jetzt bei www.GRIN.com hochladen und kostenlos publizieren

Bibliografische Information der Deutschen Nationalbibliothek:

Die Deutsche Bibliothek verzeichnet diese Publikation in der Deutschen National-
bibliografie; detaillierte bibliografische Daten sind im Internet über http://dnb.d-
nb.de/ abrufbar.

Impressum:

Copyright © 2008 GRIN Verlag
Druck und Bindung: Books on Demand GmbH, Norderstedt Germany
ISBN: 9783668077553

Dieses Buch bei GRIN:

https://www.grin.com/document/119934

Till Dohmann

Zielvereinbarungsgespräche in der Altenpflege. Eine neue Form der Personalentwicklung

GRIN Verlag

GRIN - Your knowledge has value

Der GRIN Verlag publiziert seit 1998 wissenschaftliche Arbeiten von Studenten, Hochschullehrern und anderen Akademikern als eBook und gedrucktes Buch. Die Verlagswebsite www.grin.com ist die ideale Plattform zur Veröffentlichung von Hausarbeiten, Abschlussarbeiten, wissenschaftlichen Aufsätzen, Dissertationen und Fachbüchern.

Besuchen Sie uns im Internet:

http://www.grin.com/

http://www.facebook.com/grincom

http://www.twitter.com/grin_com

Katholische Fachhochschule Nordrhein-Westfalen
- Abteilung Köln -
Fachbereich Gesundheitswesen

Bachelor-Thesis im Studiengang Pflegewissenschaft

Zielvereinbarungsgespräche als eine Methode der Personalentwicklung in der Altenpflege

vorgelegt von

Till Dohmann

am: 16.06.2008

Inhalt   Seite

0 Einleitung

"Würdest du mir bitte sagen, wie ich von hier aus weitergehen soll?" "Das hängt zum großen Teil davon ab, wohin du möchtest", sagte die Grinsekatze. "Ach, wohin ist mir eigentlich gleich", sagte Alice. "Dann ist es auch egal, wie du weitergehst", sagte die Katze.

Ebenso wie Lewis Carrol in „Alice im Wunderland" haben viele Unternehmen bereits erkannt, dass ein zielloses Handeln der Mitarbeiter die Leistungen stagnieren lässt. Aus diesem Grund haben viele Betriebe bereits Zielvereinbarungen eingeführt. Diese Form der Personalentwicklung ist modern und unterscheidet sich stark von der Alltagskommunikation. Meine Arbeit beschäftigt sich speziell mit Zielvereinbarungen in der Altenpflege. Den Fokus meiner Betrachtung richte ich auf die Festlegung von Zielen zwischen der mittleren Führungsebene, sprich den Wohnbereichsleitungen, und examiniertem Pflegepersonal.

Die Motivation für das Thema dieser Arbeit entstand unter anderem daraus, dass ich selber als examinierter Krankenpfleger in der Altenpflege arbeite und bereits in zwei Einrichtungen tätig war, die das Instrument der Zielvereinbarung anwenden. Mein Interesse besteht in der Klärung, ob und wie die Personalentwicklung durch Zielvereinbarungen in einer Berufsgruppe realisiert werden kann, die meist negativ in den Medien auftaucht. Beispielhaft dafür ist die „Bild"-Schlagzeile „Die Pflege-Schande" vom 31.08.2007 nach der Veröffentlichung des Prüfberichts des Spitzenverbands der Krankenkassen zur Qualität der Versorgung von Bewohnern in Altenheimen.

Die vorliegende Arbeit ist inhaltlich wie folgt aufgebaut:
Im ersten Teil erläutere ich die theoretischen Hintergründe von Zielen. Es wird beleuchtet, welche Anforderungen an Ziele gestellt werden und welche Voraussetzungen sie erfüllen sollten. Des Weiteren gehe ich auf die Fragen ein, welchen Nutzen eine Altenpflegeeinrichtung aus der Imple-

mentierung von Zielvereinbarungsgesprächen ziehen kann und ob auch die mittlere Führungsebene und die Pflegefachkräfte davon profitieren können.

Der zweite Teil beschäftigt sich mit dem Implementierungsprozess von Zielvereinbarungen. Welche Rolle das Top-Level-Management spielt, welche Gegebenheiten für ein Gelingen geschaffen werden müssen und wie der konkrete Ablauf und die Organisation gestaltet werden sollten, damit „das Immunsystem der Organisation den Fremdkörper nicht direkt wieder abstößt", werden dort geklärt (vgl. Nagel, R.; Oswald, M.; Wimmer, R. 2005, S. 65)

Im dritten Teil zeige ich die Arbeitsbelastung und die berufliche Situation in der Altenpflege auf.

Im abschließenden Fazit stelle ich kurz meine aus dieser Ausarbeitung abgeleiteten Eindrücke und Erkenntnisse dar.

Ich verwende im Verlauf der Arbeit zur besseren Lesbarkeit die männliche Form von Substantiven, beispielsweise „der Altenpfleger". Gemeint sind hiermit selbstverständlich sowohl weiblich als auch männliche Pflegekräfte.

1 Zielvereinbarungen

In den folgenden drei Unterkapiteln wird der theoretische Hintergrund von Zielen und deren Nutzen sowohl für den Arbeitgeber, als auch den Arbeitnehmer erörtert.

1.1 Was sind Ziele und welche Anforderungen müssen sie erfüllen?

„Ziele sind mehr oder weniger bewusste Intentionen bzw. Vorsätze einer Person, die sich auf zukünftige, angestrebte Resultate ihres Handelns beziehen. Ziele beinhalten zugleich kognitive Repräsentationen dieser angestrebten Handlungsresultate." (Hacker, W. 2005, S. 26) Der Autor drückt damit aus, dass jeder Mensch sein Handeln auf ein gestecktes Ziel ausrichtet, gleich welchen Umfang das Ziel hat. Dabei kann es sich um kleine, alltägliche Ziele handeln, beispielsweise dem Vorhaben, bis zum Abend eine unordentliche Wohnung wieder in einen sauberen und wohnlichen Zustand zu versetzen. Ein größeres Vorhaben kann der Vermögensaufbau zur finanziellen Absicherung im Alter sein. Die beiden Beispiele sollen den Facettenreichtum an möglichen Zielen verdeutlichen. Um diese Ziele zu erreichen kommt die von Hacker genannte „kognitive Repräsentation" ins Spiel: Die Person muss sich entscheiden, welche Maßnahmen sie ergreift, um das Ziel zu erreichen. Im Falle der unordentlichen Wohnung und des Vermögensaufbaus wäre das die Reinigung und das Aufräumen der Wohnung, bzw. das regelmäßige und disziplinierte Sparen. An den beiden Exempeln werden noch zwei weitere Aspekte ersichtlich:

Zum einen die zeitlich selbstgesteckte Vorgabe zum Erreichen des Ziels. Die Person muss abwägen, in welcher Zeitspanne es realistisch ist, das Vorhaben in die Tat umzusetzen. Dazu ist eine Selbsreflektion der eigenen Fähigkeiten und Möglichkeiten notwendig. Wenn jemand im Putzen ungeübt ist, dauert das Herrichten der Wohnung länger als bei geübten Hausfrauen. Möchte jemand ein Vermögen aufbauen, hat aber nur einen geringen Verdienst, dauert der Vorgang bis zur finanziellen Absicherung dementsprechend länger. Um keine Enttäuschungen zu erfahren, ist eine realistische Abschätzung und Planung somit unabdingbar.

Es ist zwischen drei Arten von Zielen zu differenzieren: dem kurzfristigen, dem mittelfristigen und dem langfristigen Ziel.

Das langfristige Ziel wird für einen Zeitraum von 12 – 18 Monaten festgesetzt und eignet sich zur Festlegung und Begleitung von umfangreichen Weiterbildungen, der Qualifizierung des Führungskräfte-Nachwuchs und dem Erlangen von Zusatzqualifikationen, beispielsweise durch ein berufsbegleitendes Studium.

Mittelfristige Ziele umfassen ca. 12 Monate und orientieren sich in der Regel an der Stellenbeschreibung. In ihr sind detailliert die Aufgaben und inhaltlichen Merkmale des Tätigkeitsfeldes fixiert.

Kurzfristige Ziele, auch Ad-Hoc-Ziele genannt, resultieren aus Problemen und Defiziten des Alltags (vgl. Koreimann, D. 2003, S. 29-32) In der Altenpflege kann dies beispielsweise die Beantragung einer höheren Pflegestufe von Bewohnern mit vermehrtem Pflegeaufwand und somit eine Erhöhung des Personalschlüssels mit gleichzeitiger Stressreduktion für das Personal bedeuten.

Zusammenfassend lässt sich sagen, dass Ziele KISS und SMART sein sollten, um ein Erreichen realistisch zu gestallten. KISS steht für „**K**eep **I**t **S**hort and **S**imple" (frei übersetzt: Formuliere kurz und einfach). Simpel und knapp ausgedrückte Ziele sind für den Mitarbeiter besser verständlich als abstrakt und hochgestochene Phrasen, die vielleicht den Intellekt des Vorgesetzten befriedigen, zur Erreichung des Ziels aber nicht beitragen, da sie nicht verstanden werden. Der Erfolg der Zielerreichung hängt maßgeblich davon ab, dass der Mitarbeiter den Zweck nachvollziehen und den Sinn erkennen kann (vgl. Welz, R. 2004, S. 27).

Ein weiterer guter Ansatz zur Zielformulierung ist die Formel SMART, die ursprünglich aus dem Projektmanagement stammt. Das Akronym ist eine Abkürzung für:

Spezifisch – **M**essbar – **A**ttraktiv – **R**ealistisch – **T**erminbezogen (vgl. Hofbauer,H.; Winkler, B. 1999, S. 47) Im Folgenden wird der Sinn dieser Adjektive näher erläutert.

- **S**pezifisch: Die Zielformulierung soll präzise, klar verständlich und eindeutig sein (siehe auch KISS im vorherigen Absatz)

- **M**essbar: Zielformulierungen müssen Kriterien beinhalten, die unter objektivem Gesichtspunkt überprüfbar sind. Ansonsten ist es nicht möglich zu beurteilen, ob das gewünschte Ergebnis erzielt wurde oder nicht. Phrasen wie „besser werden", „leistungsstärker werden", „Umsatz erhöhen" sind zu schwammig und bilden kein konkretes Ziel ab, an dem sich der Mitarbeiter orientieren kann. Besser ist beispielsweise die Formulierung: „Der Umsatz wird im nächsten Quartal um 3% gesteigert." Hier ist eine klare Vorgabe gegeben, die sich am Ende des Quartals evaluieren lässt. Bei der Literaturrecherche fiel auf, dass im Zusammenhang mit Zielvereinbarungen fast ausschließlich von produzierenden oder verkaufenden Unternehmen ausgegangen wird. Diese Voraussetzung ist in der Altenpflege nicht gegeben, da keine Produktion von Gütern stattfindet sondern Dienstleistungen erbracht werden. Die Ziele sind zumeist nicht von quantitativer, sondern von qualitativer Natur. Diese sind schwerer messbar, da es oftmals keine greifbaren Ergebnisse wie in produzierenden Unternehmen gibt. Um dennoch eine Zielverfolgung zu ermöglichen, müssen Kriterien ausgehandelt werden, an denen der Erfolg überprüfbar wird (vgl. Nagel, R.; Oswald, M.; Wimmer, R. 2005, S. 38f). Dazu ein Beispiel: Eine Pflegefachkraft hat große Schwierigkeiten, den Pflegeprozess zu lenken und selbstständig eine Pflegeplanung zu erstellen. Es handelt sich dabei um eine systematische, zielgerichtete und handlungsleitende Planung zur Durchführung und Bewertung von Pflege. Die Pflicht zur Anfertigung wird in §13 des Heimgesetz geregelt und ist in den Stellenbeschreibungen für examinierte Pflegefachkräfte gefordert. Da eine solche Planung neben objektiven auch viele subjektive Bestandteile hat, ist es schwer zu sagen, ob jemand die Erstellung beherrscht oder nicht. Daher könnten folgende Kriterien zur Zielerreichung vereinbart werden: Der Mitarbeiter eignet sich über bereitgestellte Literatur Hintergrundwissen an, besucht zu diesem Thema Fortbildungen und lässt sich durch die Wohnbereichsleitung anleiten. Ob diese Maßnahmen angenommen und genutzt werden, ist überprüfbar. In einem weiteren Schritt kann festgelegt werden, dass die Pflegefachkraft bis zum Jahresende vier Pflegeplanungen selbstständig verfassen wird. Auch das ist überprüfbar. Anschließend werden diese Planungen von der Leitung begutachtet und der Mitarbeiter erhält zur weiteren Verbesserung ein Feedback. Auf diese Weise ist es möglich, qualitative Ziele überprüfbar zu machen.

- **A**ttraktiv: Negativ formulierte Ziele wirken sich nachteilig auf die Motivation des Mitarbeiters aus. Positive Ziele hingegen stellen eine Herausforderung dar und fördern den Willen, diese zu erreichen (vgl. Hofbauer, H.; Winkler, B. 1999, S. 47) „Ich möchte in einem halben Jahr mit demenziell veränderten Bewohnern adäquat umgehen können" ist anspornender als die Formulierung „In einem halben Jahr möchte ich nicht mehr so unprofessionel im Umgang mit Dementen sein."

- **R**ealistisch: Bei der Festlegung von Zielen muss darauf geachtet werden, dass diese wirklichkeitsnah sind. Sie sollen den Mitarbeiter nicht unterfordern, da die Ziele als solche ansonsten nicht ernst genommen werden. Das Potential wird nicht ausgeschöpft und die Leistung stagniert. Auf der anderen Seite dürfen Zielvereinbarungen nicht zu hoch angesetzt sein. Gute Zielformulierungen beschreiben einen erreichbaren Zustand und keine Utopien. Wenn es dem Angestellten nicht möglich ist, den Vorsatz zu erreichen, tritt schnell Frustration und Gleichgültigkeit ein („es bringt ja eh nichts") (vgl. http://www.unternehmer-in-not.at). Daher sollte das Ziel der individuellen Leistungsfähigkeit und den äußeren Umständen angepasst werden. Eine hoch motivierte, ledige Pflegefachkraft mit einer

Vollzeitstelle erreicht ihr Ziel vielleicht schneller als eine Mutter mit zwei Kindern in Teilzeit (vgl. Hofbauer, H.; Winkler, B. 1999, S.47). Um Frustration vorzubeugen empfiehlt sich das Setzen von erreichbaren Schwerpunkten, so genannten Meilensteinen oder auch Teilzielen. Gerade bei mittel- und langfristigen Zielen ist dies ratsam, damit das gesetzte Vorhaben in unserer kurzweiligen Zeit nicht in Vergessenheit gerät. Zudem kann in einem Zeitraum von einem Jahr viel passieren: Vielleicht werden Umstrukturierungen vorgenommen oder das persönliche Umfeld des Mitarbeiters ändert sich. Aufgrund dieser Dynamik liegt es nahe, mehrere kleine Etappen auf dem Weg zum Gesamtziel festzulegen, um Schwierigkeiten frühzeitig zu erkennen und Maßnahmen dementsprechend anpassen zu können (vgl. Kießling-Sonntag, J. 2006, S.77). Realistisch müssen aber nicht nur die Ziele sein, sondern auch der geplante Weg dorthin. Ein Scheitern der Zielerreichung ist von vorneherein absehbar, wenn utopische Maßnahmen ausgearbeitet werden. Beispielsweise sind externe Fortbildungen teilweise sehr teuer. Dem Arbeitnehmer kann die vollständige Übernahme der Kosten nicht zugemutet werden. Er ist daher auf die finanzielle Unterstützung des Arbeitgebers angewiesen. Pflegedienstleitungen verfügen nur über ein geringes Budget für Fort- und Weiterbildungen. Es muss deshalb vor der Maßnahmenplanung abgeklärt werden, ob und in welchem Umfang Gelder bereitgestellt werden können (vgl. Weidlich, U. 1998, S. 43 f).

- **T**erminbezogen: Für das Erreichen von Zielen sollte eine realistische und verbindliche Zeitangabe gemacht werden. Andernfalls droht die Verfolgung der Vorhaben im Sande zu verlaufen. „In nächster Zeit werden wir für Bewohner mit vermehrtem Pflegeaufwand einen Antrag auf Anhebung der Pflegestufe einreichen", ist zeitlich nicht verbindlich, da die Formulierung „in nächster Zeit" zu viel Interpretationsspielraum zulässt. Wird hingegen ein Termin gesetzt, beispielsweise „Bis zum 15. des nächsten Monats ist für alle Bewohner mit vermehrtem Pflegeaufwand ein Antrag auf Höherstufung gestellt", kann sich jeder Mitarbeiter eine zeitliche Vorstellung machen.

Nachdem in diesem Kapitel aufgezeigt werden konnte, wie sich Ziele definieren, welche Anforderungen an sie gestellt werden und dass KISS und SMART hilfreiche Orientierungen zur Verfassung sind, beschäftigt sich das folgende Kapitel mit dem konkreten Nutzen von Zielvereinbarungen für Einrichtungen der Altenpflege.

1.2 Der Nutzen von Zielvereinbarungen für Altenpflegeeinrichtungen

Die Unternehmensziele in der stationären Altenpflege und die Qualitätsanforderungen leiten sich aus dem SGB 11, dem Heimgesetz, den Richtlinien des Medizinischen Dienstes der Krankenkassen (MDK) und dem Leitbild der entsprechenden Einrichtung ab. Zielvereinbarungen mit den Pflegefachkräften orientieren sich an diesen Anforderungen. Durch die gezielte Personalförderung wird die Qualität von Pflege, der betriebsinternen Kommunikation und der Zusammenarbeit verbessert (vgl. Nagel, R.; Oswald, M.; Wimmer, R. 2005, S. 16). Dieser Effekt kommt nicht nur den anvertrauten Bewohnern zugute, sondern ist auch ein wichtiger wirtschaftlicher Faktor im Wettbewerb der Altenpflegeeinrichtungen. Im Rahmen der Reform der Pflegeversicherung 2008 müssen Pflegeeinrichtungen in Zukunft ihre Qualitätsberichte für jedermann zugänglich machen. Verbraucher können auf diese Weise Angebote und Leistungen der Einrichtungen miteinander vergleichen und sich selbstbestimmt entscheiden. (vgl.http://www.bmg.bund.de). Es liegt somit im wirtschaftlichen Interesse einer jeden Pflegeeinrichtung, die bestmögliche Qualität zu erzielen.

Ein weiterer wichtiger Faktor zur Optimierung der Qualität ist die Motivation der Mitarbeiter. Der Duden 2007 schreibt dazu: „Motivation ist die Summe der Beweggründe, die bestimmten Verhaltensweisen oder Handlungen vorausgehen und sie leitend beeinflussen." Von der Motivation ist es abhängig, wie sehr sich der Angestellte mit seiner Arbeit identifiziert und sich für diese einsetzt. Als Vergleich dient ein Uhrwerk, das gut geölt korrekt funktioniert und seinen Dienst sachgerecht erfüllt. Kommt aber Sand in das Getriebe, wird die Leistung gebremst und die Qualität vermindert.

Motivation kann durch Zielvereinbarungen gefördert werden. Während des Gesprächs werden Defizite formuliert und Ziele festgelegt, der Weg zum Erreichen liegt aber in der alleinigen Entscheidung des Mitarbeiters. Durch diesen Handlungskorridor bleibt es der Pflegefachkraft überlassen, welche Maßnahmen zum Erreichen des Ziels am effektivsten und geeigneten erscheinen (vgl. Weidlich, U. 1998, S. 20 f.). Auf diese Weise werden gleich mehrere von Christine Demmer aufgeführte Motivationsfaktoren bedient:

- Die Entscheidungsfreiheit über die Wahl der Maßnahmen zur Erreichung des Ziels
- Die Verantwortung gegenüber sich selbst, an der Erreichung des Ziels konsequent zu arbeiten
- Das Vertrauen des Vorgesetzten in die Eigenständigkeit und Entwicklungsfähigkeit des Mitarbeiters
- Das Gefühl des Erfolgs bei Erreichen des Ziels
  (vgl. Demmer C. 2002, S. 258)

Ein ebenfalls positiver Aspekt für das Unternehmen ist die Erkenntnis über den Fortbildungsbedarf des Personals. Die Ergebnisprotokolle werden bei der Pflegedienstleitung gesammelt. Wenn mehrere Mitarbeiter ähnliche Defizite aufweisen, können gezielt hausinterne Fortbildungen organisiert werden. Auf diese Weise wird das Fortbildungskonzept einer Einrichtung effizienter gestaltet.

Es hat sich in diesem Kapitel gezeigt, dass es für Altenpflegeeinrichtungen mehrere gute Gründe gibt, Zielvereinbarungen zu implementieren. Im Folgenden wird nun beleuchtet, ob und inwieweit Arbeitnehmer davon profitieren können.

1.3 Der Nutzen von Zielvereinbarungen für den Arbeitnehmer

Auch der Arbeitnehmer zieht Nutzen aus Zielvereinbarungen, und zwar in mehrfacher Hinsicht. Bevor Ziele festgelegt werden können, ist die Erstellung einer Ist-Analyse notwendig, die Voraussetzung für zukünftige Vorhaben. Der Mitarbeiter schaut dabei kritisch auf seine Stärken und Schwächen und schätzt diese ein. Auf diese Weise wird die Selbstreflexion trainiert. Zudem wird die bisherige Leistung auch von der Wohnbereichsleitung eingeschätzt. Die Pflegefachkraft erfährt, wo sie sich leistungsmäßig befindet und wo Verbesserungsbedarf besteht. Durch die gemeinsam vereinbarte Zielsetzung weiß der Mitarbeiter, was von ihm verlangt wird. Die Leistungen und Erwartungen werden transparent gemacht. Durch die Stärken-Schwächen-Analyse ist dem Mitarbeiter ferner möglich, seine berufliche Zukunft zu planen. Vielleicht liegt Führungspotential vor und die Pflegefachkraft möchte eine Weiterbildung zur Wohnbereichsleitung machen oder ein Studium im Bereich des pflegerischen Managements beginnen. Oder es sind besondere Stärken in der Unterweisung von Schülern und Hilfskräften zu beobachten. In diesem Fall könnte eine Weiterbildung zum Praxisanleiter in Erwägung gezogen werden. Möglichkeiten der Spezialisierung gibt es viele und das Zielvereinbarungsgespräch ist die geeignete Plattform, dies zur Sprache zu bringen. Ein weiterer positiver Aspekt ist das aktive Einbeziehen des Mitarbeiters. Für ihn maßgebliche Ziele werden nicht „von oben nach unten" diktiert, sondern gemeinsam mit der Wohnbereichsleitung erarbeitet. Das fördert die Kreativität, die Eigenverantwortlichkeit und die Eigeninitiative zur Erreichung der Ziele. Zudem wird mehr Autonomie eingeräumt, da der Weg zum Ziel und die Wahl der damit verbundenen Maßnahmen in der Entscheidungsfreiheit des Mitarbeiters liegen. Insgesamt steigen die Motivation und die Freude an der Arbeit, da sich der Mitarbeiter ernst genommen fühlt und bei Erreichen von Zielen ein Erfolgserlebnis verspürt (vgl. Kießling-Sonntag, J. 2006, S. 24 und Nagel, R.; Oswald, M.; Wimmer, R. 1999, S. 17).

Nachdem die Vorteile von Zielvereinbarungen für die Einrichtungen der Altenpflege und Pflegefachkräfte aufgezeigt wurden, wird im nächsten Kapitel darauf geschaut, inwieweit die mittlere Führungsebene, sprich die Wohnbereichsleitungen davon profitieren.

1.4 Der Nutzen von Zielvereinbarungen für die mittlere Führungsebene

Auch die Wohnbereichsleitungen als mittlere Führungsebene können Positives aus Zielvereinbarungen mit Pflegefachkräften ziehen. So können sie gewisse Aufgaben delegieren und sich mehr Raum für die eigentlichen Führungsaufgaben schaffen. Durch die Kompetenzübertragung wird nicht nur die Wohnbereichsleitung entlastet, sondern die Pflegefachkraft gewinnt auch an Verantwortungsbewusstsein, Selbstvertrauen und Erfahrung (vgl. Demmer, C. 2002, S. 119). Als Beispiel dient die Übertragung der Verantwortlichkeit über die Bestellung und Nutzung von Inkontinenzartikeln. Aufgrund des Kostendrucks wird ein wirtschaftlicher Umgang von Hilfsmitteln bei der Inkontinenzversorgung immer wichtiger. Der Bedarf muss daher möglichst genau geplant werden, damit weder eine Über- noch eine Unterversorgung stattfindet. Diese Aufgaben müssen keinesfalls von einer Führungskraft ausgeführt werden und können delegiert werden. Ein zuverlässiger Mitarbeiter, der Einsatzbereitschaft signalisiert, kann in die Aufgaben der Bedarfsermittlung, der wöchentlichen Bestellung und der Anleitung zur sachgerechten Nutzung bei neu eingeführten Produkten eingewiesen werden. So hat die Fachkraft ein eigenständiges Aufgabenfeld und die Wohnbereichsleitung kann die eingesparte Zeit für Führungsaufgaben aufbringen. Des Weiteren gibt nicht nur die Wohnbereichsleitung ein Feedback über bisherige Leistungen, sondern erhält ebenfalls eine Rückmeldung über das eigene Führungsverhalten. Im Rahmen dieser sachlichen Gesprächsform kann der Mitarbeiter äußern, ob er sich von seinem Vorgesetzten bei der Zielerreichung ausreichend unterstützt vorkam und wo er sich diesbezüglich Verbesserungsbedarf wünscht. Die Leitung kann ihr Handeln daraufhin überdenken und ihr Verhalten gegebenenfalls anpassen (vgl. Nagel, R.; Oswald, M.; Wimmer, R. 2005, S. 17). Überhaupt ist es der Wohnbereichsleitung besser möglich, die Arbeitsbelastung der Mitarbeiter einschätzen zu können. Vielleicht ist eine Pflegefachkraft unterfordert und benötigt anspruchsvollere Aufgaben, beispielsweise im administrativen Bereich, um in der Arbeit wieder eine Herausforderung zu sehen. Oder es liegt eine Überlastung vor und es muss geschaut werden, wie der große Druck dem Mitarbeiter genommen werden kann. Durch Zielvereinbarungsgespräche gewinnt die Leitung einen Überblick über die Arbeitssituation des Wohnbereichs und kann daraus schließen, welche weiteren Ressourcen benötigt werden, beispielsweise in Form von Personal, Fortbildungen, Optimierung der Arbeitsabläufe oder technischen Hilfsmitteln. Auch bezüglich der Mitarbeiterbeurteilung, exemplarisch bei der Erstellung von Arbeitszeugnissen, können Zielvereinbarungen eine Leitung unterstützen. Leistungsbewertungen geschehen nicht mehr „aus dem Bauch heraus" und sind subjektiv, sondern orientieren sich an messbaren und nachvollziehbaren Zielerreichungsgraden (vgl. Kießling-Sonntag, J. 2006, S. 25)

In den bisherigen Kapiteln ist deutlich geworden, dass Zielvereinbarungen für alle Beteiligten einen deutlichen Nutzen bringen können. Sozusagen ist die Möglichkeit einer Win-Win-Win-Situation gegeben. Was aber im Vorfeld beachtet werden muss, damit diese auch eintritt, erläutert der zweite Teil dieser Arbeit.

2 Vorraussetzungen für eine gelungene Implementierung von Zielvereinbarungsgesprächen

Die Einführung und Verankerung von Zielvereinbarungen sind ein großer Einschnitt in jede Organisation. Sie ist mit großen Anstrengungen und zeitlichem Aufwand verbunden. Sämtliche hierarchische Ebenen müssen eingebunden werden. Wie bei jeder Form von Erneuerungen muss mit Widerständen gerechnet und diese überwunden werden. Es gibt viele Risiken, die bei Nichtbeachtung oder leichtfertiger Handhabung zwangsläufig zum Scheitern des Projekts führen. Eine Verfehlung ist mit Geldverschwendung und einem Verschenken von Ressourcen verbunden. Daher muss die Implementierung sorgfältig und gut überlegt geplant werden. Die folgenden Kapitel werden aufzeigen, was für Voraussetzungen geschaffen werden müssen, um Zielvereinbarungen zu einem gelebten Instrument zu machen.

2.1 Die Rolle des Top-Level-Managements

Nach dem Beschluss zur Einführung von Zielvereinbarungsgesprächen durch den Vorstand fällt dem gehobenen Management, sprich der Pflegedienstleitung, eine wichtige und verantwortungsvolle Aufgabe im Implementierungsprozess zu. Sie ist zuständig für die Informationspolitik, die Lenkung des Meinungsbildungsprozesses und den korrekten Umgang mit dem Instrument der Zielvereinbarung. Die Pflegedienstleitung hat eine Vorbildfunktion. Sie ist sozusagen der Lotse, der das Schiff in den sicheren Hafen steuert. Zielvereinbarungen führen nur zu einem Erfolg, wenn die Pflegedienstleitung von dem Nutzen überzeugt ist und nachhaltig dahintersteht (vgl. Nagel, R.; Oswald, M.; Wimmer, R. 2005, S. 113). Wie wichtig die Rolle des gehobenen Managements bei Zielvereinbarungen ist, konnte bereits an Studien belegt werden. Bei der folgenden Darstellung beziehe ich mich auf die von Klaus-Helmut Schmidt und Uwe Kleinbeck beschriebenen Untersuchungen. Bei den analysierten Unternehmen handelte es sich um herstellende Betriebe, bei denen die Produktivitätssteigerung nach der Einführung von Zielvereinbarungen gemessen wurde. Dabei wurden drei Gruppen abhängig von der Beteiligung des Top-Level-Managements bei der Implementierung gebildet:

- Kategorie 1: Die gehobene Führungsebene war stark in die Implementierung involviert und führte selber Zielvereinbarungen mit der darunterliegenden Hierarchieebene durch.

- Kategorie 2: Das Top-Level-Management setzte sich zwar mit großem Engagement bei der Einführung ein, vereinbarte selber aber keine Ziele.

- Kategorie 3: Die obere Führungsebene war an der Implementierung der Zielvereinbarungsgespräche nicht beteiligt.

Insgesamt wurden 23 Unternehmen in die Untersuchungen einbezogen. Folgende Ergebnisse kamen bei der Studie heraus:

Produktivitätssteigerung in %

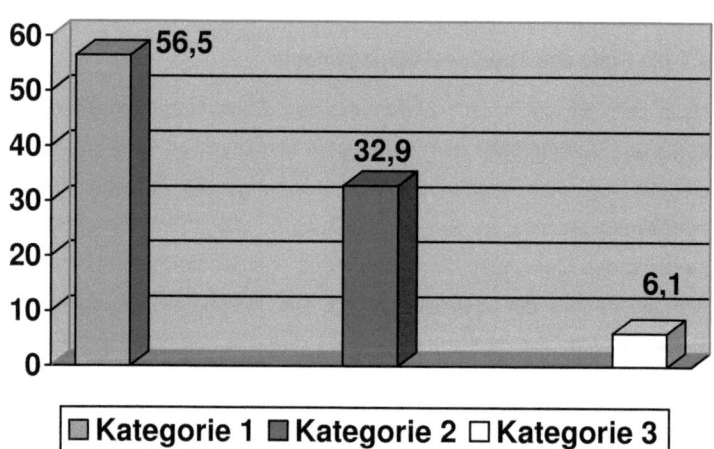

Abbildung 1: Produktivitätssteigerung der Mitarbeiter durch Zielvereinbarungen; eigene Darstellung nach Schmidt, K.-H.; Kleinbeck, U. 2006, S. 9

Es wird ersichtlich, dass die Wirksamkeit von Zielvereinbarungen eng mit dem Engagement der oberen Hierarchiestufe zusammenhängt. So konnte

15

die Produktivität um 56,5 % gesteigert werden, wenn das gehobene Management in den Prozess der Implementierung stark involviert war und selber Ziele vereinbarte. Um 32,9 % stieg die Tatkraft in Unternehmen, wenn das Top-Level-Management an der Einführung von Zielvereinbarungen zwar beteiligt war, selber aber keine Ziele vereinbarte. Ein Anstieg von lediglich 6,1 % war in Betrieben zu ermitteln, an denen der Implementierungsprozess an der Führung vorbeiging (vgl. Schmidt, K.-H.; Kleinbeck, U. 2006, S. 8 f). An dieser Stelle sei angemerkt, dass ich mich auf Zahlen aus der produzierenden Wirtschaft beziehen musste, da bei der Literaturrecherche keine verlässlichen Angaben für den Dienstleistungssektor und speziell die Altenpflege ausfindig gemacht werden konnten.

In diesem Kapitel konnte demonstriert werden, wie wichtig die Rolle des gehobenen Managements im Implementierungsprozess ist. Es hat sich gezeigt, dass ein hohes Engagement und die Funktion als Vorbild unerlässlich für eine wirkungsvolle Einführung und Anwendung von Zielvereinbarungen ist. Im nächsten Kapitel wird diese Rolle im Rahmen der Top-Down-Implementierung konkretisiert.

2.2 Die Top-Down-Implementierung

Ein Großteil des Erfolgs bei der Einführung von Zielvereinbarungen hängt davon ab, ob es der Pflegedienstleitung gelingt, die mittlere Führungsebene, sprich die Wohnbereichsleitungen, von dem Zweck und der Notwendigkeit von Zielvereinbarungen zu überzeugen und sie dafür zu begeistern. Das ist ein wichtiger Schritt, da es die Wohnbereichsleitungen sind, die mit den Pflegefachkräften die Gespräche führen und einen dadurch entstehenden nicht unerheblichen Anteil an Mehrarbeit und Zeitaufwand auf sich nehmen müssen. Daher muss die Pflegedienstleitung das Konzept genauestens erläutern, die Abläufe und zu verwendenden Bögen vorstellen und die mittlere Führungsebene damit vertraut machen. Vor allem sollte die Pflegedienstleitung Ansprechpartner für eventuelle Ängste und Bedenken sein. Für die meisten Wohnbereichsleitungen ist die Art der Gespräche absolutes Neuland und der Arbeitgeber kann nicht davon ausgehen, dass diese Art der Kommunikation von jeder Leitung beherrscht wird. Daher ist es unerlässlich, die Wohnbereichsleitungen für die Gesprächsführung zu sensibilisieren und sie zu schulen (vgl. Kießling-Sonntag, J. 2006, S. 48 f und Nagel, R.; Oswald, M.; Wimmer, R. 2005, S. 114 f). Externe Kommunikationsseminare sind eine Möglichkeit. Da das Budget für Fort- und Weiterbildungen in Altenpflegeeinrichtungen häufig aber sehr gering ist (siehe auch Kapitel 1.1) und es im Interesse der Organisation ist, die Kosten der Implementierung möglichst gering zu halten, könnte die Pflegedienstleitung eine solche Fortbildung besuchen und ihr erlerntes Wissen als Multiplikator an die Wohnbereichsleitungen weitergeben. Für das Gelingen von Zielvereinbarungsgesprächen sollte vermittelt werden, dass es sich nicht um eine „Befehlsausgabe" handelt, sondern um eine partnerschaftliche Erarbeitung von Zielen, bei der die Pflegefachkraft zu Wort kommen kann und ihre Anregungen und Wünsche ernst genommen werden (vgl. Schmidt, K.-H.; Kleinbeck U. 2006, S. 46 f). Unsicherheiten diesbezüglich können auch ausgeräumt werden, indem die Pflegedienstleitung mit den Wohnbereichsleitungen selber Ziele vereinbart. Auf diese Weise kann die mittlere Führungsebene nicht nur vom Top-Level-Management bezüglich der Gesprächsführung etwas lernen, sondern sie wird auch in die Rolle einer Pflegefachkraft versetzt. Die Wohnbereichsleitung erfährt „am eigenen Leib" wie es sich anfühlt, wenn Ziele vereinbart werden. Diese Erfahrung fördert die Empathie für spätere Gesprächssituationen als Vorgesetzte.

Die Angst vor Zielvereinbarungen muss aber nicht nur den Wohnbereichsleitungen genommen werden, sondern auch den Pflegefachkräften, mit denen die Gespräche geführt werden. In der heutigen Zeit sind unbefristete Arbeitsverträge selten geworden und das Einführen von Zielvereinbarungen könnte zu Sorge um den Arbeitsplatz führen, wenn angestrebte Ziele nicht erreicht werden. Diese Furcht gilt es im Vorhinein zu nehmen, da eine effektive Benennung von Zielen nur in einer angstfreien Atmosphäre gelingen kann. Ansonsten wird sich der Mitarbeiter innerlich sperren, eine Schutzhaltung einnehmen und Schwächen nicht zugeben. Eine Erarbeitung von „richtigen" Zielen ist auf dieser Grundlage nicht möglich und der Sinn des Gesprächs ist verfehlt. Daher sollte den Pflegefachkräften klar gemacht werden, dass ihnen durch die Gespräche weder materielle noch immaterielle Nachteile entstehen und dass bei einer Zielverfehlung keine Repressalien zu erwarten sind. Die Betonung sollte ganz klar auf den Vorteilen und Chancen liegen (vgl. Breisig, T. 2007, S. 133). Des Weiteren sollten auch die genauen Abläufe transparent gemacht werden und Raum geschaffen werden, in dem die Mitarbeiter Sorgen, Ängste und Anregungen äußern dürfen. Als Setting bieten sich Teamsitzungen an, bei denen nicht nur die Wohnbereichsleitung, sondern auch die Pflegedienstleitung und ein Mitglied der Mitarbeitervertretung zugegen sind. Die Anwesenheit unterstreicht den hohen Stellenwert der Implementierung und vermittelt dem Arbeitgeber Sicherheit.

Dass Transparenz, Angstfreiheit und eine gute Kommunikationsfähigkeit wichtige Elemente zum erfolgreichen Gelingen von Zielvereinbarungen sind, konnte in diesem Kapitel dargestellt werden. Mit den Aufgaben der Projektgruppe, die den inhaltlichen und organisatorischen Rahmen erarbeitet, beschäftigt sich das folgende Kapitel.

2.3 Die Projektgruppe

Die Projektgruppe sollte sich aus Mitarbeitern der verschiedenen hierarchischen Ebenen zusammensetzen. Neben der Pflegedienstleitung, den Wohnbereichsleitungen und dem Qualitätsbeauftragten empfiehlt sich auch das Einbeziehen von Pflegefachkräften und der Mitarbeitervertretung. Durch diese heterogene Gruppenbildung können frühzeitig Bedenken, Unvereinbarkeiten und Gestaltungsideen ausgetauscht werden. Das erhöht die Akzeptanz der Gespräche, da die Pflegefachkräfte an der Ausarbeitung der Instrumente mitbeteiligt sind. Die Aufgabe der Gruppe besteht aus der Entwicklung von einem Gesprächsleitfaden, der Erstellung von Fragebögen, der Abklärung, wie mit den Bögen verfahren werden soll und der Konzeption von Trainingsmaßnahmen für die Kommunikation. Ebenfalls ist die Erstellung eines Manuals, einer Art Gebrauchsanweisung, zu empfehlen, damit sich später in den Dienst der Einrichtung eintretende

Mitarbeiter jederzeit in die Thematik einarbeiten können (vgl. Hofbauer, H.; Winkler, B. 1999, S. 182 und Nagel, R.; Oswald, M.; Wimmer, R. 2005, S. 114 und Kießling-Sonntag, J. 2006, S. 47 f und Tondorf, K.; Bahnmüller, R.; Klages, H. 2002, S. 70 und von Saldern, M. 1998, S. 105 f). Im folgenden Kapitel wird aufgezeigt, wie die erarbeiteten Instrumente in der Praxis angewandt werden.

2.4 Ablauf und Organisation

Die Pflegefachkraft sollte 7 bis 14 Tage vor dem Zielvereinbarungsgespräch eine Einladung in schriftlicher Form erhalten. Dadurch wird die Verbindlichkeit und die Wichtigkeit des Termins unterstrichen. Der festgesetzte Zeitpunkt sollte so gewählt werden, dass der Mitarbeiter nicht gerade aus dem größten Stress herausgezogen wird und mit den Gedanken ganz woanders ist. Daher empfiehlt es sich keinesfalls, das Gespräch während einer laufenden Schicht zu führen, sondern im Anschluss, beispielsweise nach der Übergabe. Gemeinsam mit der Einladung erhält die Pflegefachkraft einen Vorbereitungsbogen mit Leitfragen. Mit Hilfe dieses Formulars kann sich der Mitarbeiter vor dem Gespräch Gedanken machen und sich überlegen, welche Schwierigkeiten es gibt, wo Nachbesserungsbedarf besteht und welche Schwerpunkte er in der künftigen Entwicklung setzen möchte. Die Vorbereitung dient dazu, das Gespräch möglichst effizient zu gestalten und dem Mitarbeiter den inhaltlichen Ablauf transparent zu machen (vgl. Breisig, T. 2007, S. 134 ff und Kießling-Sonntag, J.; 2006, S. 73 ff). Einige exemplarische Fragen habe ich dem Vorbereitungsbogen der Johannes Seniorendienste entnommen, einem evangelischen Träger, der bundesweit über 50 Pflegeeinrichtungen betreibt.

- Wo fühle ich mich unter-, wo überfordert?
- Wie erlebe ich die Zusammenarbeit in meinem Team?
- Was waren meine wichtigsten Arbeitsschwerpunkte im letzten Jahr? Welche habe ich gut / weniger gut erfüllt?
- Welche Schwerpunkte möchte ich im folgenden Jahr setzen?

- Was könnte sich an der Organisation / Zusammenarbeit verbessern?
- Wo könnte ich mich verbessern?
- Wodurch wurde ich von meinem Vorgesetzten sehr / weniger unterstützt? Was erwarte ich von meinem Vorgesetzten für die Zukunft?
- Wie wurden die in Aussicht gestellten Fördermaßnahmen durchgeführt? Was hat sich bewährt / nicht bewährt?

Im Gegenzug befasst sich die Wohnbereichsleitung ebenfalls mit einem Bogen zur Vorbereitung. Die Fragen sollten weitestgehend identisch sein, nur dass es nicht um die Selbst-, sondern die Fremdeinschätzung geht. Beispielsweise wird dort nicht gefragt „Wo fühle ich mich unter-, wo überfordert?", sondern „Wo ist der Mitarbeiter unter-, wo überfordert?".

Für das Gespräch sollte ein störungsfreier Raum gewählt werden. Das Stationszimmer, in dem ständig das Telefon klingelt und alle paar Minuten Kollegen, Bewohner oder Angehörige ein Anliegen haben, ist ein nicht geeigneter Ort. Die Ruhe während des Gesprächs ist wichtig, um sich konzentriert auf die Zielvereinbarung einlassen zu können und den „roten Faden" während des Gesprächs nicht zu verlieren (vgl. Demmer, C. 2002, S. 21). Die Unterredung erfolgt von der Struktur her wie bereits im Vorbereitungsbogen dargestellt. Zuerst findet ein Rückblick statt, dann eine Ist-Analyse und anschließend die Ableitung von Zielen. Das Gespräch wird von der Wohnbereichsleitung protokolliert, wobei es sich empfiehlt, während der Unterredung nur Stichpunkte zu machen und den Inhalt erst danach auszuformulieren, um den Gesprächsfluss nicht ständig stocken zu lassen. Das Protokoll wird im Anschluss von der Wohnbereichsleitung und der Pflegefachkraft unterschrieben. Der Mitarbeiter erhält eine Kopie, das Original verbleibt bei der Bereichsleitung. Parallel dazu wird ein Ergebnisprotokoll erstellt, das lediglich den Namen des Mitarbeiters, die Zielsetzungen und die festgelegten Termine beinhaltet (vgl. Nagel R.; Oswald, M.; Wimmer, R. 2005, S. 136). Das Memo wird an die Pflegedienstleitung weitergeleitet, die durch Auswertung sämtlicher Protokolle den Fortbildungsbedarf in der Einrichtung ermitteln und dementsprechend durch das

Anbieten von Förderungsmaßnahmen darauf reagieren kann. Ein Ergebnisprotokoll könnte folgendermaßen aussehen:

Ergebnisprotokoll zur Zielvereinbarung

Name des Mitarbeiters: _____

Datum: _____

Ziel	Termin
Ziel	Termin
Ziel	Termin
Ziel	Termin

Abbildung 2: Ergebnisprotokoll zur Zielvereinbarung; eigene Darstellung
nach Nagel R.; Oswald, M.; Wimmer, R. 2005, S. 137

Nach dem Gespräch beginnt die Phase der Anleitung und des Lernens.
Die Wohnbereichsleitung sollte der Pflegefachkraft ein ständiger Ansprechpartner auf dem Weg zum Erreichen des Ziels sein. Zu einem Gelingen ist eine konsequente Umsetzung der erarbeiteten Maßnahmen un-
umgänglich. Wenn in dieser Phase inkonsequent vorgegangen wird, ver-
liert der Mitarbeiter das Vertrauen in Zielvereinbarungen. Eine Pflegefachkraft, die als Ziel das Beherrschen der betriebsinternen Software hat, wird

den Sinn der Zielvereinbarung nicht verstehen, wenn keine Schulungen stattfinden oder die Termine ständig verschoben werden.

Wenn der erste im Zielvereinbarungsgespräch festgesetzte Termin der Evaluation näher rückt, beispielsweise nach sechs Monaten, wird die Pflegefachkraft von der Wohnbereichsleitung zu einem Feedbackgespräch eingeladen. Auch hier werden zur Vorbereitung Bögen mit Leitfragen zur Hilfe genommen. Schwerpunkt ist die Fragestellung, wie und ob die Maßnahmen greifen, ob es Schwierigkeiten gibt, ob die Unterstützung ausreichend ist und ob bereits Teilziele erreicht wurden. Gegebenenfalls müssen die unterstützenden Maßnahmen angepasst und neue Ziele formuliert werden (vgl. Weidlich, U. 1998, S. 24 f und Demmer, C. 2002, S. 16). Meist findet nach einem Jahr ein erneutes Zielvereinbarungsgespräch statt. Der Kreis schließt sich.

Auch das Top-Level-Management evaluiert nach einem Jahr das System der Zielvereinbarungen. Es wird geschaut, was für gut empfunden wurde und wo es Nachbesserungsbedarf gibt. Dementsprechend können Organisation und Abläufe angepasst werden (vgl. Nagel, R.; Oswald, M.; Wimmer, R. 2005, S. 116 und Hofbauer, H.; Winkler, B. 1999, S. 182 f).

Der zweite Teil dieser Arbeit konnte verdeutlichen, dass nur ein konsequentes und durchdachtes Vorgehen und das Einbeziehen sämtlicher hierarchischer Ebenen zum Erfolg und der Akzeptanz von Zielvereinbarungen führen kann. Zudem sind zeitliche Ressourcen für die Gesprächsführung und die Anleitung notwendig, ebenso ein gewisses Grundvertrauen der Mitarbeiter in die Führungskräfte. Es stellt sich nun die Frage, ob Zielvereinbarungen unter den oben genannten Anforderungen in der Altenpflege überhaupt möglich sind. Wie sehen die Arbeitssituation und die Belastungen aus? Diese Fragen werden im dritten Teil der Arbeit erörtert.

3 Die Arbeits- und Personalsituation in der Altenpflege

Im Folgenden möchte ich anhand des „Gesundheitsreport 2001-Altenpflege" die Arbeitssituation und die Arbeitsbedingungen von Pflegekräften in der stationären Altenpflege aufzeigen. Der Report wurde von der Berufsgenossenschaft für Gesundheitsdienst und Wohlfahrtpflege (BGW) erstellt. Es ist eine empirische Untersuchung, in der im Rahmen des Projekts „Prävention arbeitsbedingter Gesundheitsgefahren" ein Fragebogen entwickelt wurde. Dieser Fragebogen wurde im Sommer und Herbst 2000 im Rahmen einer schriftlichen Umfrage in Zusammenarbeit mit der Deutschen Angestellten Kasse (DAK) auf dem postalischen Wege versand. Der Schwerpunkt des Fragebogens ist die Erfassung von Stresssituationen einerseits und Arbeitsbedingungen andererseits. Hierbei werden die Stressreaktionen anhand von psychosomatischen Beschwerden und durch den psychischen Gesundheitszustand erfasst. Ziel des Reports soll es sein, auf die gesundheitliche Situation von Beschäftigten in der Altenpflege hinzuweisen und möglichen Ursachen von hoher Belastung und Beanspruchung in der Altenpflege nachzugehen. Die Arbeitsbedingungen wurden über 26 Einzelfragen erfasst, wobei einige dieser Skalen die Ausprägung von Ressourcen in der jeweiligen Arbeitssituation messen. Darüber hinaus wurden auch die soziodemographischen Daten wie Alter, Geschlecht und Schulabschlüssen erhoben. Es wurden insgesamt 23 Berufsgruppen in verschiedenen Betriebsarten untersucht. Ich werde mich in der Folgenden Analyse auf die Berufsgruppe der Altenpfleger beschränken.

3.1 Quantitative Arbeitsbelastungen

Hierbei geht es in dem Report um die Erfassung der Arbeitsbelastung von Altenpflegern. Gemessen wird die Arbeitsbelastung anhand von Arbeitsbedingungen. Es gibt Arbeitsbedingungen, die sich eindeutig negativ auf die psychische Gesundheit des Arbeitnehmers auswirken und dadurch hohe Stressfaktoren sind. Zu diesen Faktoren zählen z.b. hoher Zeitdruck und häufige Arbeitsunterbrechungen.

Diese so genannten „Stressoren" sind für die qualitative Arbeit von Altenpflegern eine große Belastung. Die qualitativen Inhalte der Arbeit leiden zwangsläufig unter dem Druck der quantitativen Überbelastung.

Zu der Erfassung der quantitativen Arbeitsbelastung wurden zwei Aspekte erfasst:

1.   Ich habe zuviel Arbeit

2.   Ich stehe häufig unter Zeitdruck

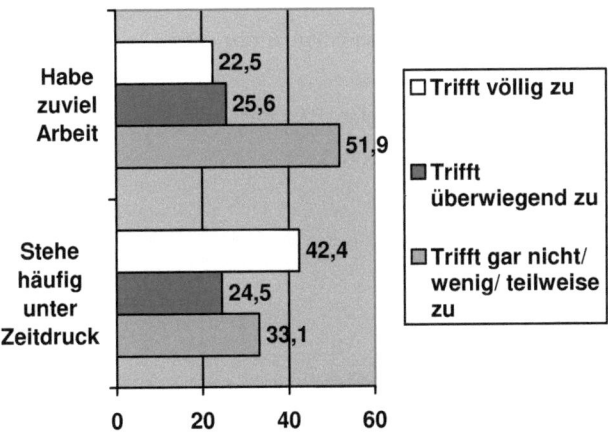

Abbildung 3: Eigene Darstellung nach BGW-DAK Gesundheitsreport 2001, S.22

Bei der Auswertung der Antworten wurde deutlich, dass Altenpfleger unter hoher Arbeitsbelastung und einem noch höheren Zeitdruck arbeiten.

Insgesamt antworteten auf die Frage, ob sie zuviel Arbeit haben etwa 48% mit „trifft völlig zu" und mit „trifft überwiegend zu".

Auf die Frage, ob sie häufig unter Zeitdruck stehen, antworteten etwa 67% mit „trifft völlig zu" und „trifft überwiegend zu". (vgl. BGW-DAK Gesundheitsreport 2001, S. 23)

3.2 Arbeitsunterbrechungen

Häufige Unterbrechungen sind ein großer Störungs- und Stressfaktor in der Arbeit. Wenn man bei einer angefangenen Tätigkeit häufig durch z.b. Telefonanrufe unterbrochen wird, kostet es jedes Mal zusätzliche Kraft und Konzentration, um die angefangene Arbeit wieder aufzunehmen und den Faden wieder zu finden. Ähnlich ist es auch, wenn man die Arbeit ständig unterbrechen muss, oder nicht weiterkommt, weil entweder Informationen oder bestimmte Hilfsmittel fehlen.

Die Belastung durch Arbeitsunterbrechungen wurde im Report durch folgende Items erhoben:

1. Ich werde bei meiner eigentlichen Arbeit immer wieder unterbrochen (z.B. durch das Telefon)
2. Oft stehen mir die benötigten Informationen, Materialien und Arbeitsmittel nicht zur Verfügung.

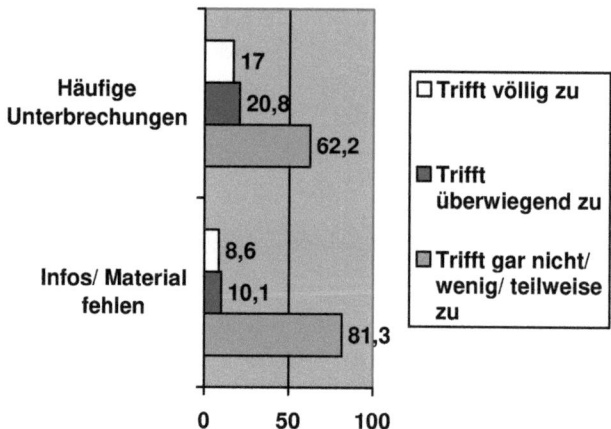

Abbildung 4: Eigene Darstellung nach BGW-DAK Gesundheitsreport2001, S.26

Arbeitsunterbrechungen sind für mehr als ein Drittel der befragten Altenpfleger ein großes Problem. Etwa 38% antworteten auf die Frage der Unterbrechungen mit „trifft völlig zu" und „trifft überwiegend zu."
18,7% plagen sich mit mangelnden Informationen und fehlenden Arbeitsmitteln. (vgl. ebd. S.26)

3.3 Sozialer Rückhalt

Sozialer Rückhalt meint die Unterstützung und den Rückhalt des Umfelds. An dieser Stelle des Reports geht es um das soziale Umfeld am Arbeitsplatz. Das heißt, um die Unterstützung von Kollegen und das Gefühl des Rückhalts durch den Vorgesetzten. Dieses ist ein wichtiger Punkt, denn das Gefühl von sozialer „Rückendeckung" und das Vertrauen sich auf seine Kollegen und Vorgesetzten verlassen zu können ist eine wichtige Ressource, um Zielvereinbarungsgespräche wirksam zu implementieren. Wenn der Arbeitnehmer nicht das Gefühl hat, sich auf seinen Vorgesetzten verlassen zu können wird er sich nicht ernsthaft auf die Vereinbarung von Zielen einlassen können. Es fehlt ihm die Sicherheit, dass er in seinem Arbeitsprozess und auf dem Weg zum Erreichen der vereinbarten Ziele Unterstützung bekommt. Und auch der fehlende soziale Rückhalt von den Kollegen ist ein Faktor, der sich negativ auf die Arbeitsbedingungen und das Arbeitsklima auswirkt, was wiederum die negativen Einflüsse anderer Belastungen für den einzelnen verstärken kann.

Es wurden folgende Fragen zum sozialen Rückhalt gestellt:

1. Ich kann mich auf meine Kollegen verlassen, wenn es bei der Arbeit schwierig wird.

2. Ich kann mich auf meinen direkten Vorgesetzten verlassen, wenn es bei der Arbeit schwierig wird.

3. Man hält in der Abteilung gut zusammen.

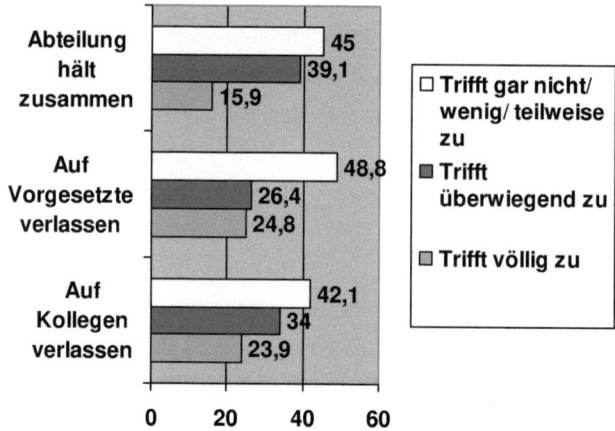

Abbildung 5: Eigene Darstellung nach BGW-DAK Gesundheitsreport 2001, S.31

Die Ergebnisse dieser Fragen zeigen sehr deutlich, dass der soziale Rückhalt für Altenpfleger in den meisten Fällen sehr gering ausfällt.

Sehr deutlich zeigt sich dieses in der Unterstützung durch den direkten Vorgesetzten. Fast die Hälfte (48,8%) meinen sich gar nicht oder nur wenig auf ihre Vorgesetzten verlassen zu können.

Bei der Frage des Verlass auf unmittelbare Kollegen antworteten 42,1% mit „trifft gar nicht/wenig" zu.

45% der Altenpfleger haben ausgeprägte Zweifel an einen guten Zusammenhalt in ihrer Abteilung. (vgl. ebd. S.31)

3.4 Information und Mitsprache

Ein sehr prägnanter Punkt, auch gerade im Bezug auf die Implementierung von Zielvereinbarungsgesprächen, ist die Transparenz von Informationen für den Arbeitnehmer. Und ebenso wichtig ist auch das Aufgreifen und ernst nehmen von Vorschlägen und Beschwerden der Beschäftigten. Werden diese beiden Faktoten in einem Betrieb gelebt, tragen sie zu einer positiveren Organisationskultur und einer höheren Arbeitszufriedenheit bei. Es kann somit eine Identifikation mit dem Betrieb für den Arbeitnehmer entstehen, was für das Erfüllen von gesteckten Zielen unabdingbar ist.

Die Fragen zu diesem Themenkomplex lauten im Report:

1.   Die Leitung des Betriebes ist bereit, die Ideen und Vorschläge der Arbeitnehmer zu berücksichtigen.

2.   Über wichtige Dinge und Vorgänge in unserem Betrieb sind wir ausreichend informiert.

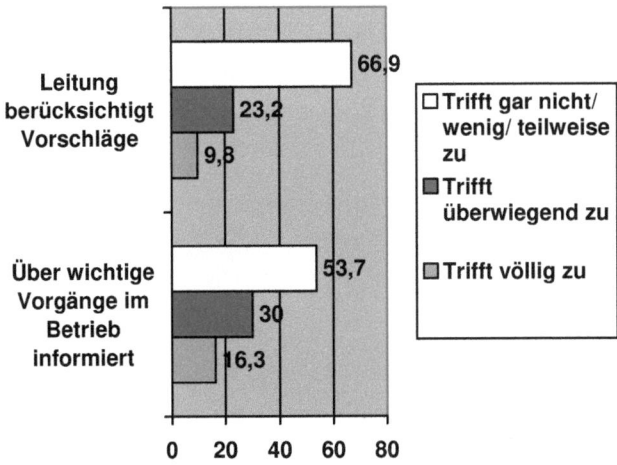

Abbildung 6: Eigene Darstellung nach BGW-DAK Gesundheitsreport 2001, S.32

Die Antworten zu diesen Fragen sind sehr eindeutig und sprechen klar gegen eine gelebte offene Informationspolitik in vielen Betrieben. Mehr als die Hälfte (53,7%) der Befragten Altenpfleger fühlen sich über wichtige Vorgänge im Betrieb unzureichend informiert.

66,9% meinen, dass Ideen und Vorschläge von Beschäftigten nicht oder nicht ausreichend von der Leitung berücksichtigt werden. (vgl. ebd. S. 32)

Bei einem Rückblick auf die gesamte, oben ausgeführte Analyse lässt sich allgemein sagen, dass Altenpfleger insbesondere unter einer hohen quantitativen Arbeitsbelastung leiden, d.h. sie stehen häufig unter hohem Zeitdruck. Bedingt durch eine Vielzahl von Störungsfaktoren ist es oft nicht möglich eine angefangene Arbeit konstant und effektiv zu Ende zu führen, was meist zwangsläufig eine qualitative Einbußung der Arbeitseffizienz bedeutet. Vielen Beschäftigten fehlen der Rückhalt von Kollegen und die Verlässlichkeit ihrer Vorgesetzten. Es wird auch deutlich, dass ein Wunsch nach mehr Berücksichtigung der eigenen Vorschläge vorhanden ist und oft die Informationswege Defizite aufweisen. Dieses kann schnell zu einer Arbeitsunzufriedenheit der Pflegekräfte führen. Dabei ist gerade die Arbeitszufriedenheit der Mitarbeiter eine wichtige Ressource im Hinblick auf die steigenden Ansprüche an die Qualität der Versorgung und das Wohlbefinden der Bewohner. Denn zufriedene Mitarbeiter üben ihren Beruf mit größerem Engagement aus und sind auch in dem Umgang mit den Bewohnern entspannter.

4 Fazit

Im Laufe der Arbeit hat sich für mich gezeigt, dass das Instrument der Zielvereinbarung ein großes Potential für alle beteiligten Hierarchieebenen beinhaltet. Sowohl die Pflegefachkräfte als auch die Wohnbereichsleitungen können durch Zielverfolgungen einen Kompetenzzuwachs erfahren, der im Endeffekt der Qualität der Pflege zugute kommt. Es konnte aber auch demonstriert werden, dass der Prozess der Implementierung gut durchdacht und sorgfältig geplant werden muss. Ein hohes Maß an Engagement von Seiten des Top-Level-Managements, eine gute Informationspolitik, Schulungen der Kommunikationsfähigkeit, transparente Verhältnisse und ein konsequentes Vorgehen sind für eine erfolgreiche Implementierung unerlässlich.

Anhand des BGW-DAK Gesundheitsreport 2001 Altenpflege konnte dargestellt werden, dass einige dieser wichtigen Voraussetzungen nicht gegeben sind. Die hohen Arbeitsbelastungen, das fehlende Vertrauen in Vorgesetzte und mangelnde Transparenz behindern die Implementierung von Zielvereinbarungen, bzw. machen es nur schwer möglich, dem Instrument Leben einzuhauchen. Das bedeutet, dass es nötig ist, zuerst diese genannten Voraussetzungen zu schaffen, um überhaupt das Fundament für eine Implementierung von Zielvereinbarungsgesprächen zu schaffen. In diesem Bereich ist besonders das Management gefordert. Bei der Literaturrecherche wurde deutlich, dass über Zielvereinbarungen schon viel geschrieben wurde. Speziell über die Altenpflege taucht in den Texten allerdings nichts, bzw. sehr wenig auf. Dieses zeigt, dass in diesem Bereich noch ein hoher Forschungsbedarf besteht.

Ich persönlich wünsche mir für die Zukunft der Altenpflege, dass Möglichkeiten geschaffen werden, in Einrichtungen gemeinsam den Weg für Zielvereinbarungen zu ebnen, um die Arbeitszufriedenheit jedes Einzelnen zu fördern und die Qualität der Pflege zu steigern.

Literaturverzeichnis

Breisig, Thomas (2007): Entlohnen und Führen mit Zielvereinbarungen: Methoden, Chancen und Risiken – Wissen für Betriebs- und Personalräte, Frankfurt am Main: Bund-Verlag, 3. Auflage

Demmer, Christine (2002): Mitarbeitergespräche erfolgreich führen, München: Redline Wirtschaft bei Verlag Moderne Industrie, 3. Auflage

BGW – DAK Gesundheitsreport 2001 Altenpflege - Arbeitsbedingungen und Gesundheit von Pflegekräften in der stationären Altenpflege: zu beziehen bei der Deutschen Angestellten-Krankenkasse

Duden (2007) – Deutsches Universalwörterbuch, Mannheim, Leipzig, Wien, Zürich: Dudenverlag, 6. Auflage

Hacker, Winfried (2005): Allgemeine Arbeitspsychologie – Psychische Regulation von Arbeitstätigkeiten, Bern: Huber-Verlag, 2. Auflage

Hofbauer, Helmut; Winkler, Brigitte (1999): Das Mitarbeitergespräch als Führungsinstrument, München, Wien: Carl Hanser Verlag

Koreimann, Dieter S. (2003): Führen durch Zielvereinbarung – Erfolgreiche Verbesserung der Geschäftsprozesse, Heidelberg: I. H. Sauer-Verlag

Kießling-Sonntag, Jochem (2006): Zielvereinbarungsgespräche – Erfolgreiche Zielvereinbarungen, konstruktive Gespräche, Berlin: Cornelsen Verlag, 2. Auflage

Nagel, Reinhart; Oswald, Margit; Wimmer Rudolf (2005): Das Mitarbeitergespräch als Führungsinstrument – Ein Handbuch der OSB für Praktiker, Stuttgart: Klett-Cotta-Verlag, 4. Auflage

Schmidt, Klaus-Helmut; Kleinbeck, Uwe (2006): Führen mit Zielvereinbarung – Praxis der Personalpsychologie, Göttingen: Hogrefe Verlag

Tondorf, Karin; Bahnmüller Reinhard; Klages, Helmut (2002): Steuerung durch Zielvereinbarungen – Anwendungspraxis, Probleme, Gestaltungsüberlegungen, Berlin: Edition Sigma Verlag

von Saldern, Matthias (1998): Führen durch Gespräche, Hohengehren: Schneider-Verlag

Weidlich, Ute (1998): Mitarbeiterbeurteilung in der Pflege – Systematisch bewerten, Zeugnisse erstellen, München: Urban und Schwarzenberg-Verlag, 1. Auflage

Welz, Rainer (2004): Management 3 – Mitarbeiterführung: Arbeitsheft zum berufsbegleitenden Fernlehrgang zum Fachwirt im Sozial- und Gesundheitswesen; Bildungswerk Arbeiter Samariter Bund, Auflage Januar 2004

Internetverzeichnis

Anregungen zur Zielformulierung:http://egora.unimuenster.de/ew/ruhestand/forschungsergebnisse/bindata/Impulsreferatemuenchen.pdf, letztmals besucht am 21.05.2008 um 17:27 Uhr

Die Reform der Pflegeversicherung – Qualität und Transparenz: http://www.bmg.bund.de/nn_604244/DE/Themenschwerpunkte/Pflegeversicherung/Qualitaet-und-Transparenz.html, letztmals besucht am 05.05.2008 um 11:12 Uhr

Ziele SMART formulieren: http://www.unternehmer-innot.at/krise_krisenpraevention27.php, letztmals besucht am 22.05.2008 um 14:37 Uhr

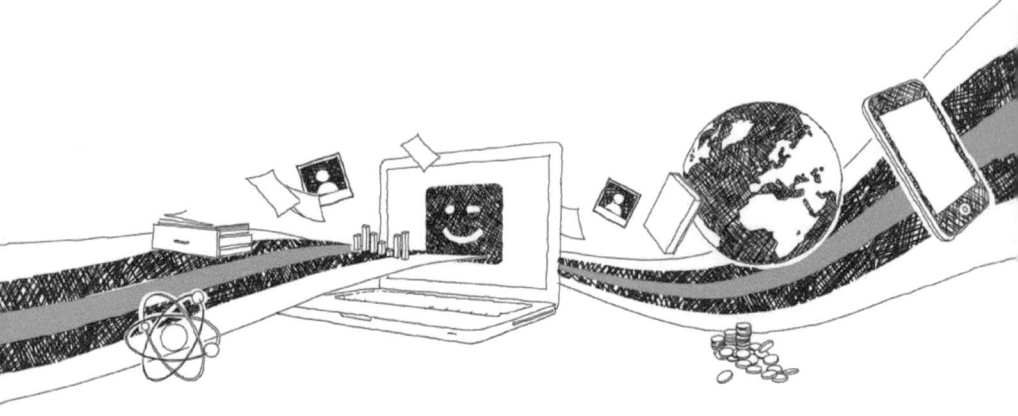
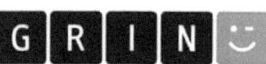